BEI GRIN MACHT SICH IHR WISSEN BEZAHLT

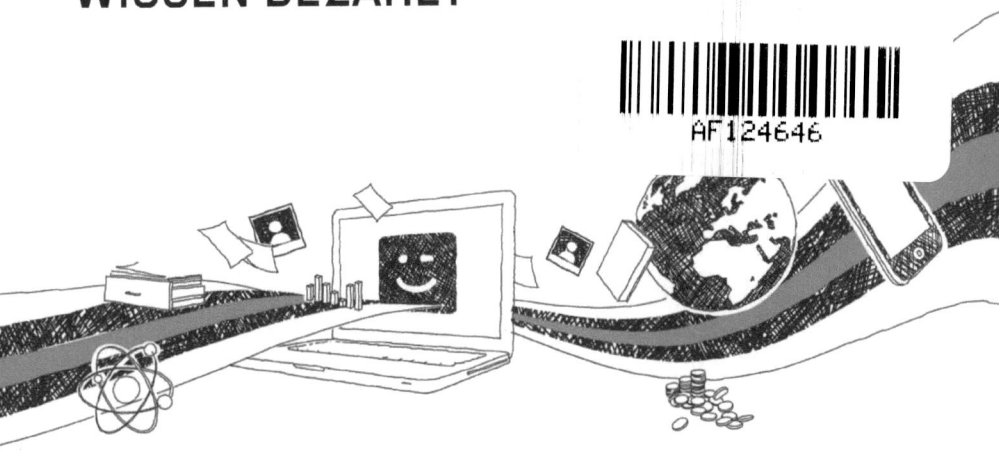

AF124646

- Wir veröffentlichen Ihre Hausarbeit, Bachelor- und Masterarbeit

- Ihr eigenes eBook und Buch - weltweit in allen wichtigen Shops

- Verdienen Sie an jedem Verkauf

Jetzt bei www.GRIN.com hochladen und kostenlos publizieren

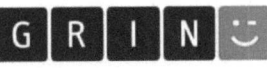

Sexsucht. Folgen sowie Therapiemöglichkeiten

Was passiert, wenn der Sex zur Last wird?

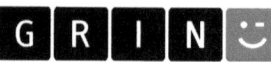

Bibliografische Information der Deutschen Nationalbibliothek:

Die Deutsche Nationalbibliothek verzeichnet diese Publikation in der Deutschen Nationalbibliografie; detaillierte bibliografische Daten sind im Internet über http://dnb.d-nb.de abrufbar.

ISBN: 9783346511478
Dieses Buch ist auch als E-Book erhältlich.

© GRIN Publishing GmbH
Nymphenburger Straße 86
80636 München

Druck und Bindung: Books on Demand GmbH, Norderstedt Germany
Gedruckt auf säurefreiem Papier aus verantwortungsvollen Quellen

Das vorliegende Werk wurde sorgfältig erarbeitet. Dennoch übernehmen Autoren und Verlag für die Richtigkeit von Angaben, Hinweisen, Links und Ratschlägen sowie eventuelle Druckfehler keine Haftung.

Das Buch bei GRIN: https://www.grin.com/document/1138541

Inhaltsverzeichnis

1. Einleitung

Was passiert, wenn der Sex zur Last wird *und der permanente Drang nach sexueller Befriedigung die Gedanken der betroffenen Person vollends einnimmt? Welche negativen Konsequenzen und Auswirkungen können sich daraus auf einen Sexsüchtigen im Alltag und anderen Lebensbereichen ergeben?*

Die vorliegende Hausarbeit setzt sich mit *der gesellschaftlich kritischen Thematik* „Sexsucht" auseinander, wobei *ins Besondere* die Folgen, sowie *mögliche* Therapiemöglichkeiten *im Vordergrund stehen.* Dennoch werden inhaltliche Aspekte, wie *eine grundlegende Begriffserklärung, der* geschichtliche Hintergrund *und die Entwicklung der* Sucht genauer *dargelegt.*

Das Ziel dieser Arbeit ist es die oben aufgeführten *thematischen Faktoren* anhand von verschiedenen Beispielen darzustellen und mit verschiedenen aktuellen Quellen zu *belegen.*

Zunächst werden die Begriffe Sex, Sucht und Sexsucht näher erklärt, um einen Überblick zu *dem Thema* zu schaffen. Anschließend soll sowohl auf die Häufigkeit von Sexsucht, *als auch auf die Komorbidität, eingegangen werden. Nachfolgend werden Ursachen, Symptome und Folgen einer derartigen* „Besessenheit" *auf das Leben der Mitmenschen, sowie auf die Betreffenden, aufgezeigt.* Der letzte Schritt dieser Arbeit wird die ausführliche Ausarbeitung von verschiedenen Therapiemaßnahmen sein, welche dafür sorgen, dass „Sexsucht" verhindert oder eingeschränkt werden kann. Nach der Bearbeitung der Hypersexualität wird sich mit *realitätsbezogenen* Fällen beschäftigt.

Mit einem abschließenden Fazit wird die Seminararbeit zur Fragestellung „Sexsucht, nur eine gesteigerte Libido oder eine ernstzunehmende Erkrankung?" *beendet.*

Überwiegend werden Auskünfte über Fachbücher eingeholt. Da es sich aber bei dem Internet um ein aufsteigendes Medium handelt, welches ebenso sachliche und inhaltlich korrekte Aspekte darlegen kann, wird dieses gegebenenfalls zur Recherche herangezogen. Dabei kommt es jedoch unwiderruflich zu einer genauen Prüfung der Internetquellen, um somit die Vertrauenswürdigkeit festzustellen. Des Weiteren bietet dieses zusätzlich die Möglichkeit, sich viral auch an den Erkenntnissen und Darstellungen von Dokumentationen zu bereichern. *Ebenso dienen Therapeuten, Lehrer und Erkrankte als essentielle* Informationen.

2. Begriffserklärungen

Im folgenden Kapitel werden Begriffe erklärt, die grundlegend für die folgende Seminararbeit sind. Was Sex, Sexualität, eine Sucht und die Kombination von denen sind.

2.1. Sex

Sex bezeichnet sexuelle Handlungen, *welche aus biologischer Sicht lediglich* zur Artenerhaltung und Fortpflanzung dienen. In der Welt des Menschen entwickelte sich Sex auf Intimität und ein Zeichen der Liebe. Sexuelle Handlungen umfassen sich weiter, wie auf das Küssen, Streicheln und Oralsex *Hierbei ist jedoch Selbstbefriedigung, welche unter den Fachbegriff „Masturbation" fällt, abzugrenzen. Für das Zustandekommen von Sex gibt es multiple Gründe. Neben dem Wunsch nach Kindern und das Verlangen nach körperlicher Zuneigung und Intimität mit dem Partnern, beschreiben Personen es oftmals als eigene Entspannung.*[1]

Bei der Ausübung des Geschlechtsverkehrs werden diverse Arten betrachtet, wobei hier lediglich die am weitverbreitetsten genannt werden. Als Beispiel lässt sich hier der Vaginalverkehr aufführen. Darunter fällt das Eindringen eines harten Penis in die Scheide einer Frau. *Die Position, beziehungsweise Stellung, kann dabei variieren. Der Akt kann sowohl im Liegen als auch im Stehen oder Sitzen von statten gehen.* Sexspielzeuge, wie Dildos oder auch Vibrationen, helfen dabei Vaginalverkehr selbstständig durchzuführen.

Eine weitere Art der sexuellen Ausübung von Sex *wird als Oralverkehr* betitelt, wo*bei der Partner* die erogene Zone des *Anderen* stimuliert. Bei der Frau wird durch lecken die Klitoris *angeregt, welche aufgrund der vielen vorhandenen Nerven besonders anfällig für eine Erregung ist.* Beim Mann hingegen *findet eine Stimulation des Partners durch Berührungen des Hodensackes mit dem Mund*

---

[1] vgl. https://www.zanzu.be/de/was-ist-sex (18.08.2020)

oder der Zunge. Des Weiteren ist der Analsex zu betrachten, wo der männliche Partner mit seinem harten Penis in den Anus des Partners eindringt.

Wie auch bei den anderen Arten von Sex sollten bevorzugt Kondome benutzt werden, *da nur so ein sicherer Schutz vor sexuell übertragbaren Krankheiten gewährleistet werden kann. Wie bereits oben erwähnt,* gibt es die ebenfalls *die Masturbation.* Selbstbefriedigung bezeichnet das sexuelle Vergnügen, welches *an sich- bzw. mit sich* selbst durchgeführt wird. Dies kann auf unterschiedliche Weisen, wie die Stimulierung der Scheide, der Klitoris, des Penis, der Brustwarzen oder auch des Anus geschehen. Allerdings können sich die Partner auch gegenseitig selbst befriedigen.[2]

Menschen können sich sexuell zu *anderen Personen auf verschiedener Weise* hingezogen fühlen, wie beispielsweise die Heterosexualität, welche die meist verbreitete sexuelle Orientierung mit 90% darstellt. *Dies bedeutet, eine sexuelle Anziehung zu dem anderen Geschlecht.* Eine weitere sexuelle Orientierung ist die Homosexualität, *welche die Zuneigung* zu einer gleichgeschlechtlichen Person bezeichnet. Etwa 10% der Männer, welche auch *in der Gesellschaft mit den negativ konnotierten Wörtern* als „schwul" bezeichnet werden und etwa 5% der Frauen, welche *abwertend* als „lesbisch" bezeichnet werden, sind homosexuell. Die Bisexualität, worunter etwa 1 - 2 % der Population fallen, bezeichnet die sexuelle Orientierung zu beiden Geschlechtern. Weiterhin spricht man auch von der Pansexualität, *wobei die betroffenen Personen keine Festlegung auf ein bestimmtes Geschlecht vorweisen.* Dazu gehören *unteranderem* Intersexuelle, Zwitter und Transgender. Die Asexualität bezeichnet das nicht vorhandene Verlangen nach sexuellen Handlungen *und somit eine gewisse Abstinenz an den Tag legen.* Dennoch können spontane sexuelle Erregungen oder auch Masturbation nicht ausgeschlossen werden. Eine feste Partnerschaft ist bei asexuellen Menschen auch möglich, solange dies auf einer platonischen *und eher freundschaftlichen* geschieht. Zudem gibt es die Pädosexualität, welche auch als Pädophilie bezeichnet wird. Hierbei haben Erwachsene das Verlangen sexuelle Handlungen mit Kindern durchzuführen. Bei

---

[2] vgl. https://www.zanzu.de/de/sexualitaet/sex/arten-von-sex/ (19.08.2020)

extremen Drängen kann dies auch als eine psychische Störung angesehen werden und ist *nahezu weltweit* strafbar.[3]

2.2. Sucht

Die Weltgesundheitsorganisation (WHO) spricht bei dem Begriff „Sucht" von einem wiederholten Konsum von ein oder auch vielen psychoaktiven Substanzen, welche die Einwirkung des Verhaltens und der Wahrnehmung des Menschen darstellt. Die Folge kann entweder eine periodische oder auch eine chronische „Vergiftung" sein. Dabei entsteht *eine* starke unkontrollierbare Abhängigkeit zu einer *gewissen* Substanz oder einem psychoaktiven Verhalten, mit einer starken Schwierigkeit die eingenommene Menge zu reduzieren, *weshalb oftmals Entzugsentscheidungen die Folge sind.* [4] Aufgrund von Fehlregulierungen im Gehirn spricht man bei „Sucht" von einer Krankheit. *Es handelt sich hierbei um eine ernstzunehmende Erkrankung, wobei die Ursachen nicht außeracht gelassen werden sollten.* Es spielen bei der Entstehung von „Sucht" nicht nur genetische, psychische und soziale Faktoren eine entscheidende Rolle, sondern auch *die* psychischen Belastungen, ein weniger ausgeprägtes Selbstbewusstsein *oder ein eventuell negativ geprägtes Milieu.*

Wie lange es dauert bis Personen in eine Abhängigkeit von Substanzen der psychoaktiven Verhalten kommen, ist kaum vorhersehbar, da jeder Körper unterschiedlich reagiert *und es viel mit der Willensstärke des Betroffenen. Bei einer bereits bestehenden Abhängigkeit gehen oftmals Zustände wie Suchtdruck oder auch Kontrollverlust einher, mit desaströsen Folgen auf den beruflichen, gesundheitlichen, finanziellen und sozialen Bereich.*

Unterschieden wird in verschiedenen Arten von „Süchten": Alkohol-, Mager-, Nikotin-, Spiel-, Sport-, Internet-, oder auch Drogensucht.

Verschiedene Anzeichen sollen dabei helfen eine Sucht zu *klassifizieren*, wie beispielsweise ein starkes Verlangen, Kontrollverlust, Abstinenzunfähigkeit,

---

[3] vgl. https://www.apotheken.de/krankheiten/hintergrundwissen/5609-sexuelle-orientierung (20.08.2020)
[4] vgl. https://www.ichthys-mahlow.de/Aktuelles/Themen/Was-ist-Sucht (10.07.2020)

Toleranzbildung, Entzugserscheinungen oder auch eine Isolierung aus dem sozialen Leben.[5]

Obwohl es nicht immer möglich ist den Betroffenen aus einer Abhängigkeit zu befreien, besteht *dennoch* eine hohe Erfolgsgarantie. Trotz Rückfälle, *welche nicht auszuschließen sind*, sollte dies nicht als Misserfolg, sondern *vielmehr* als Neuanlauf gesehen werden. *Entscheidend für* Den Patienten sollte bewusst sein, dass „Sucht" als eine Krankheit gesehen werden muss, welche zu lösen gilt.

2.3. Sexsucht

Sexsucht, welche auch als Hypersexualität bezeichnet wird, gehört wie Spiel - und Kaufsucht, zu den Verhaltenssüchten. *Dies definiert* wiederkehrende Handlungen, welche durch unkontrollierbare Impulse entstehen und negative Auswirkungen auf andere Personen haben können.[6] *Betroffene*, welche unter Sexsucht leiden, *verspüren einen enormen* Drang sexuelle Handlungen auszuüben auch wenn diese die Kontrolle über sich selbst verlieren. Nicht nur die Familie der Betroffenen, sondern auch die Ehe mit dem Partner und die Betroffenen selbst zerbrechen an der Sucht. Trotz negativer Konsequenzen sind sexsüchtige Personen dazu geneigt ihre übermäßigen sexuellen Handlungen weiter durchzuführen. Mit starken Zuwachs der Sucht kann sich nicht nur die Persönlichkeit, sondern auch die Gesundheit der Betroffenen Personen negativ beeinflussen. Frauen, welche unter Sexsucht leiden, werden auch als Nymphomanie bezeichnet, während Männer mit Sexsucht als Satyriasis bezeichnet werden. Oft wird der Sex von den Betroffenen mit dem festen Partner schnell langweilig, weshalb diese den Drang ausüben Sex mit immer unterschiedlichen Personen haben zu müssen.[7]

---

[5] vgl. https://www.netdoktor.de/krankheiten/sucht/ (10.07.2020)

[6] vgl. https://www.psyberlin.com/infobereich/verhaltenss%C3%BCchte/#:~:text=Definiert%20werden%20sie%20als%20wiederholte,pathologisches%20Spielen%2C%20Einkaufen%20oder%20Arbeiten. (21.08.2020)

[7] vgl. https://www.netdoktor.de/krankheiten/sexsucht/ (21.08.2020)

3. Hypersexualität

3.1 Häufigkeit

Die Sexsucht ist noch ein sehr unbekannte Sucht und daher gibt es viele Leute, die nicht wissen, dass sie betroffen sind.

Trotzdem leiden deutlich mehr als gedacht unter der Hypersexualität. In der University of Minnesota in Minneapolis werteten Janna Dickenson und weitere Forscher eine Umfrage aus mit insgesamt 2325 Männern und Frauen zwischen 18 und 50 Jahren. Diese beantworteten Fragen zu ihrem sexuellen Verhalten und ihrer Kontrolle. Als Ergebnis stellte sich heraus, dass 8,6 Prozent als hypersexuell gelten. Die Auswertung zeigte, dass ein Zehntel der Männer und ungefähr 7 Prozent der Frauen unzufrieden mit ihrem Sexualverhalten sind. [8]

So schätzen Forscher, dass ungefähr fünf Prozent der Bevölkerung diese Störung entwickeln über ihr Leben. Dabei seien mehr Männer als Frauen betroffen.[9]

3.2 Ursachen

Sexsucht kann verschiedene Ursachen haben, welche verantwortlich für den sexuellen Trieb des Betroffenen sind, wie zum Beispiel, dass Sex als Droge gesehen wird. Ähnlich wie Drogen belohnt Sex das Belohnungszentrum im Gehirn, wodurch eine Sucht entstehen kann. Durch äußere Faktoren, wie negative Einflüsse und Gefühle oder auch Sorgen und Probleme sehen die Betroffenen Sex als Ausweg. Außerdem kann sexueller Missbrauch entweder im Kindesalter oder auch im Erwachsenenalter eine Sexsucht entwickeln, da die Betroffenen meist ein beeinträchtigtes Verhältnis zur Sexualität haben. Folgen hiervon sind meist ein mangelndes Selbstwertgefühl und dass der Betroffene das Gefühl hat, dass die eigene Persönlichkeit unvollständig ist. Aber auch

---

[8] https://www.n-tv.de/wissen/Sexsucht-ist-viel-haeufiger-als-gedacht-article20713243.html (25.09.2020

[9] https://www.medical-tribune.de/medizin-und-forschung/krankheitsbild/psychiatrie/sexsucht/ (25.09.2020)

Zerstreuung, begründet durch innere Leere und mangelnde Perspektiven kann mithilfe durch die Ausführung von Sex kurz vergessen werden. Durch das digitale Vorkommen von sexuellen Videos im Internet, wie Pornos, kann der Sexualtrieb ohne Schuldgefühle durchgeführt werden, wodurch es zur Gewohnheit werden kann. Auch körperliche Erkrankungen, wie ein Tumor in der Nebennierenrinde, können die Ursache für ein übergroßes sexuelles Handeln sein, der Grund hierfür wird nicht weiter ausgeführt.

Genetische Veranlagungen oder auch Drogenkonsum oder Medikamente sind häufig auch Ursachen, welche eine Hypersexualität hervorrufen können. Durch das Vorkommen von mehreren Ursachen, wie in etwa der Konsum von Pornos im Internet oder auch Drogenkonsum, kann der Betroffenen einen noch größeren Drang für eine Sexsucht entwickeln und die Kontrolle über sich stärker verlieren.[10] Eine weitere Ursache für Hypersexualität kann eine prägende erste sexuelle Erfahrung sein. Hat der Betroffene das erste sexuelle Ereignis besonders positiv wahrgenommen, sucht dieser noch besseren Sex, um sich immer mehr zu befriedigen, wodurch eine Sexsucht entstehen kann. Das Vorkommen von Depressionen bei Betroffenen ist ebenfalls häufig eine Ursache, welche Sexsucht als Konsequenz hat. Durch den Sexakt fühlt sich die Person befriedigt und akzeptiert und blendet die Probleme, welche mit einer Depression einhergehen komplett aus. Da der Betroffene diese depressiven Probleme möglichst immer vermeiden möchte, kann daraus eine Sexsucht entstehen.[11]

3.3 Symptome

Häufig Symptome, welche mit Sexsucht einhergehen sind beispielsweise, dass die Gedanken des Betroffenen von sexuellen Fantasien eingenommen werden, wodurch Arbeitsaktivitäten und Alltagsverpflichtungen darunter leiden können.[12] Die Patienten verlieren an Kontrolle und ihr sexuelles Verhalten gerät außer

---

[10] vgl.
https://www.netdoktor.de/krankheiten/sexsucht/#:~:text=Sexsucht%3A%20Ursachen&text=Meis
t%20kommen%20mehrere%20Ausl%C3%B6ser%20zusammen,im%20soziokulturellen%20Umf
eld%20begr%C3%BCndet%20sein. (21.08.2020)
[11] vgl. https://www.gesundheitswissen.de/liebe-und-partnerschaft/lust-und-
leidenschaft/sexsucht-das-sind-die-ursachen-von-hypersexualitaet/ (21.08.2020)
[12] vgl. https://www.netdoktor.de/krankheiten/sexsucht/ (21.08.2020)

Kontrolle. [13] Ein mögliches Begleitsymptom ist beispielsweise auch ein zwanghaftes Verlangen nach Sex sein, sodass alle anderen Tätigkeiten in den Hintergrund geraten und der Betroffene unbedingt mit vielen Menschen schlafen muss, wodurch Sex immer mehr zum Zwang wird und an Intimität verliert. Wenn der Sex mit einer anderen Person nicht möglich ist, masturbiert der Patient exzessiv. [14]

Mögliche Entzugserscheinungen treten beim Betroffenen bei Verzicht oder Unterdrückung auf, wodurch der Betroffene durch den sexuellen Zwang oft die Kontrolle über sich selbst, auf welche Weise Aggressionen oder auch Gewalt keine Seltenheit sind. [15] Ein kaum ausgeprägtes Sozialverhalten, sowie Verluste der Realität sind ebenfalls häufige Symptome der Betroffenen. Starke Entzugserscheinungen können bedingt durch Angst, Nervosität oder auch Depressionen bei dem Betroffenen ein starkes Unwohlbefinden, sowie Unruhe verursachen, wodurch sich die sexuellen Gedanken des Betroffenen verstärken können. Eventuell treten Scham- und Schuldgefühle auf. Die Betroffenen leiden sehr unter der Kontrollabgabe. [16]Wenn mehrere Symptome gleichzeitig auftreten, kann dies die Sexsucht der Betroffenen verstärken wodurch professionelle Therapien in Anspruch genommen werden sollten.

3.4 Komorbidität

Komorbidität bezeichnet die weiteren, abgrenzbaren Krankheitsbilder oder Syndrome, das zusätzlich zu der Grunderkrankung vorliegen. [17]

Wegen der eingeschränkten Forschungen zu Sexsucht, lassen keine eindeutige Ergebnisse vorweisen. Häufig wurden Sexsüchtige mit weiteren psychischen Störungen diagnostiziert. Als Hauptkomorbidität der Sexsucht weißt sich vor

---

[13] http://www.vivid.at/uploads/Verhaltenssüchte/Sexsucht.pdf (21.08.2020)
[14] https://www.medical-tribune.de/medizin-und-forschung/krankheitsbild/psychiatrie/sexsucht/ (21.08.2020)
[15] vgl. https://www.wunderweib.de/sexsucht-das-sind-die-wichtigsten-anzeichen-2053.html (21.08.2020)
[16] http://www.vivid.at/uploads/Verhaltenssüchte/Sexsucht.pdf (22.08.2020)
[17] Gerrig, Zimbardo, 2018, Psychologie

allem affektive Störungen (Depressionen, Manie, und bipolare Störungen), Angststörungen, andere Abhängigkeiten und ADHS.[18]

3.5 Verlauf

Eine Sexsucht beginnt meistens harmlos und entwickelt sich zu einem übergroßen Sexualtrieb. Meistens beginnt diese mit einem normalen Pornokonsum, welcher sich allerdings im Laufe der Zeit steigert. Mit der Zeit wird der normale Pornokonsum zur Routine und der Betroffene verbringt täglich Stunden damit, einen geeigneten Porno zu finden, um sich sexuell zu befriedigen. Sexuelle Fantasien nehmen immer mehr das Leben der Betroffen ein, wodurch andere sonst wichtige Dinge schnell vernachlässigt werden.

Als nächstes wechseln die Betroffenen immer häufiger ihre Sexualpartner, da diese sich von den alten Partnern nicht mehr ausreichend befriedigt fühlen. Neue Sexualpartner werden schnell langweilig und es soll stetig ein noch besser Sex durchgeführt werden. Wenn diese ebenfalls nicht mehr ausreichen, greifen Betroffene häufig zu Prostituierte, da diese gegen Geld immer zur Verfügung stehen. Durch die Beanspruchung sexuellen Diensten, kommt es nicht nur finanziellen Problemen der Betroffenen, sondern auch zu Konflikten mit dem sozialen Umfeld. Auch sexuelle Befriedigung in Form von Telefon - und Cybersex nehmen die Betroffenen in Anspruch, um neue sexuelle Erfahrungen zu machen und einen noch besseren „Kick" in der sexuellen Befriedigung zu erzielen.[19] Nicht nur sexuelle Belästigungen und Handlungen in der Öffentlichkeit, sondern auch sexuelle Übergriffe können sich im Laufe des Verlaufes entwickeln. Sexuelle Straftaten sind im späteren Verlauf der Sucht keine Seltenheit, weshalb Betroffenen schnellstmöglich psychotherapeutische Behandlungen in Anspruch nehmen sollten.

---

[18] S.Herpitz, 2017, Psychotherapie
[19] vgl. https://www.lifeline.de/sexualitaet/sexsucht/#:~:text=Sexsucht%3A%20Verlauf,-Am%20Beginn%20der&text=Eine%20Sexsucht%20kann%20mit%20zwanghafter,Dienstleistun gen%20wie%20Telefon%2D%20und%20Cybersex. (22.08.2020)

3.6 Folgen

Langzeitfolgen der Sexsucht könnten beispielsweise sein, dass der Betroffene in ein Kriminalitätsmilieu kommt. Wenn Sexsucht nicht verfügbar ist, versucht der Betroffene zwanghaft sexuelle Befriedigung mittels käuflicher Sexualität zu erhalten. So sind sie oft Pornographie, Telefonsex, Cybersex abhängig.[20] Nicht nur finanzielle Probleme, sondern auch Beschaffungskriminalität können mögliche Folgen sein. Da Prostituierte häufiger Geschlechtskrankheiten als andere Menschen haben, können diese auch auf den Betroffenen übertragen werden, wodurch deren Gesundheit ebenfalls gefährdet sein kann.[21] Nicht nur Finanzprobleme, sondern auch Scheidungen mit dem festen Partner können mögliche Folgen sein. Wenn der Betroffene mit seinem Partner sehr häufig Sex haben möchte, der Partner dies allerdings in diesem Maße ablehnt, kommt es sehr oft zu Konflikten. Der Betroffene fühlt sich beispielsweise nicht mehr sexuell befriedigt und sucht nach einem neuen Partner.

Oft wissen die Betroffenen, dass diese von einer Sexsucht betroffen sind und versuchen dies möglichst so geheim wie möglich durchzuführen. Isolation des sozialen Umfeldes kann hierbei eine mögliche Folge sein.[22]

Unter dem hohen Leidensdruck kann der Patient andere starke Syndrome, wie Angstattacken, Depressionen, Schlafstörungen, Einsamkeitsgefühle bekommen.[23]

3.7 Vergleich: Sexsucht – Computerspielsucht

Bei Videospielsucht, welche zu den Verhaltenssüchten gehört, worunter Kaufsucht oder Glücksspielsucht gehören, handelt es sich um eine psychische Erkrankung, welche als nicht-stoffgebundene Abhängigkeit bezeichnet wird. Es bezeichnet die starke Abhängigkeit von Videospielen, bei dem der Betroffene die

---

[20] https://www.medical-tribune.de/medizin-und-forschung/krankheitsbild/psychiatrie/sexsucht/ (22.09.2020)
[21] vgl. https://www.naanoo.com/gesundheit/sexsucht-so-schlimm-ist-sie-wirklich#Folgen_der_Sexsucht (21.08.2020)
[22] vg. https://krank.de/krankheiten/sexsucht/#komplikationen-folgen (21.08.2020)
[23] http://www.vivid.at/uploads/Verhaltenssüchte/Sexsucht.pdf (22.09.2020)

reale Welt weitgehend ausblendet und in eine andere virtuelle Welt eintaucht. Durch diese starke Abhängigkeit wird nicht nur die Arbeit, Essen und Schlaf, sondern auch andere Interessen, soziale Kontakte und die Körperhygiene weitgehend vernachlässigt.[24] Der Betroffene kann Träume und Ziele, welche dieser in der realen Welt nicht erreichen würde, in der virtuellen Welt umsetzen und erreichen, wodurch sein Wohlbefinden und seine Zufriedenheit in dieser steigt.[25] Stark betroffen von einer starken Abhängigkeit von Computerspielen sind besonders junge Männer und Jugendliche, dennoch steigt die Anzahl der abhängigen Frauen stetig an.[26]

Das soziale Umfeld kann durch unterschiedliche Suchtmittel verschiedene Folgen haben. Betroffene einer Computerspielsucht isolieren sich mehr und mehr von sozialen Kontakten, weshalb diese sich häufig sehr einsam fühlen. Im Gegensatz zu der Computerspielsucht zerbrechen bei einer Sexsucht die Beziehungen schneller. Oft wendet sich der eigene Partner von sexsüchtigen Personen ab, da diese schnell aggressiv werden, sobald sie nicht sexuell befriedigt werden, da dem Partner die Häufigkeit des Geschlechtsverkehrs zu stark ist. Ein weiterer Aspekt ist der finanzielle Punkt, welche bei einer Computerspielsucht relativ gering ist. Dennoch fokussieren sich computerspielsüchtige Personen weniger auf ihre Arbeit, weshalb es zu Kündigungen kommen kann. Bei der Sexsucht stattdessen kann die finanzielle Belastung relativ groß ausfallen. Ist die sexuelle Sucht so groß, dass der Betroffene die sexuelle Befriedigung mit Prostituierten ausführen muss, kann dies schnell sehr teuer werden. Ein weiterer Aspekt ist der gesundheitliche Aspekte, welche bei Computerspielsucht und Sexsucht sehr unterschiedlich ausfallen kann. Computerspielsüchtige Personen sind vermehrt eher fettleibig und weniger fit als der Durchschnitt in der Gesellschaft. Da Betroffene mehrere Stunden am Schreibtisch verbringen und wenig Sport machen, sich ungesund ernähren und kaum rausgehen, kann dies enorme gesundheitliche Probleme mit sich bringen. Betroffene einer Sexsucht können sich allerdings beispielsweise über sexuell übertragbare Krankheiten anstecken.

---

[24] vgl. https://www.netdoktor.de/krankheiten/psyche/computerspielsucht/ (12.07.2020)
[25] vgl. https://medlexi.de/Computerspielsucht (13.07.2020)
[26] Ebd.

4. Therapie

Da Sexsucht negative Einflüsse auf das Leben der Betroffenen haben kann, gibt es einige Therapiemöglichkeiten, welche die Sucht bekämpfen können. Die Sexsucht ist ein neueres Thema in der Medizin und noch nicht anerkannt genug, dass es genügend Forschungen für Therapiemöglichkeiten geben würde. Da, die Sexsucht eine Verhaltenssucht ist, kann man bestimmte Therapieansätze auch übernehmen. Hierzu gehört beispielsweise das Aufsuchen einer Psychotherapie, wo kognitive Verhaltenstherapien, Psychoanalysen oder auch tiefenpsychologische Therapien durchgeführt werden können.

Bei der Therapie von hypersexuellen Störungen ist zentral, nicht ausschließlich die Störung zu behandeln, sondern auch an assoziierten Themenbereiche wie z.B. den Beziehungfertigkeiten, dem Wissen über Sexualität oder der Selbstregulation zu arbeiten.[27]

Die kognitive Verhaltenstherapie basiert auf mindestens zwei voneinander unterscheidbaren Therapiebausteinen: der im engeren Sinne verhaltenstherapeutisch orientierten Aktivitätssteigerung (auch Aufbau positiver Aktivitäten oder Verhaltensaktivierung) und der Bearbeitung und Veränderung dysfunktionaler Kognitionen. [28]

Diese *Dysfunktionale Kognitionen bezeichnen einen Denkfehler, bei denen aus der Erfahrung heraus die Zukunft vorweggenommen wird und daraus eine Vorgangsweise für ein Problem abgeleitet wird, die aber zu keiner sinnvollen Lösung des Problems führt.*[29]

Darüber hinaus gilt das Training sozialer Fertigkeiten als weiterer wichtiger Therapiebaustein. So wird versucht beizubringen, dass es beim Sex nicht nur um die Befriedigung einer Selbst geht, sondern auch die Intimität beider Partner. Der Patient versucht auch sich in ein normales Sozialleben wieder zu integrieren. Diese Verhaltenstherapie, welche möglichst langfristig der Sexsucht entgegenwirken soll, findet in dafür vorgesehenen Einzelgesprächen statt, wo die Betroffenen gegenüber einem Psychotherapeuten ihre Ängste und Sorgen loswerden können. Diese Sitzungen können allerdings auch in therapeutischen

---

[27] S.Herpitz, 2017, Psychotherapie
[28] Ebd.
[29] https://lexikon.stangl.eu/17219/dysfunktionale-kognition/ (29.09.2020)

Gruppensitzungen stattfinden, welche zu Beginn für den Betroffenen überwältigend wirken können und daher erst nach mehreren Einzelsitzungen funktional ist. Der Psychotherapeut, welcher über sexualmedizinische und sexualtherapeutische Kompetenzen verfügt, macht sich zum Beginn zur Aufgabe die Ursachen der Sexsucht des Betroffenen herauszufinden. Mithilfe der Therapie sollen nicht nur negative Gefühle und Barrieren gelöst werden, sondern auch die Nähe zu anderen Person erlaubt werden, ohne bösartige sexuellen Gedanken zu erfahren.[30]

Bei der tiefenpsychologischen Therapie wird eine Gesprächstherapie durchzogen. Der Patient liegt auf einer Couch und hinter ihm sitzt der Therapeut. Der Patient erzählt von seiner Vorgeschichten. Diese wird analysiert und man forscht nach der Phase, wo etwas falsch gelaufen ist. Nach Siegmund Freud, der Gründer der Tiefenpsychologie, gibt es fünf unterschiedliche Phase, die eine Person durchführen muss. Jede Phase hat eine bestimmte erogene Zone, Alter und Aufgabe. Nach Vollendung besitzt die Person die sexuelle Reife. In der dritten Phase, die phallische Phase geht es darum den Ödipuskomplex, den Drang seinen gleichgeschlechtlichen Elternteil zu ersetzen und die Moral der Gesellschaft zu erlernen und seinen Trieben überstellen. Durch Überbefriedigung oder Unterbefriedigungen in dieser Phase durch schlechte Erfahrungen, wie sexuelle Handlungen von den Eltern, keine Liebe der Eltern oder weiteres. Wird dieses entdeckt, versucht man die Verdrängung aufzudecken und zu bearbeiten.[31]

Außerdem ist eine weitere Therapiemöglichkeit, um der Sexsucht entgegenzuwirken, dass Antidepressiva verschrieben werden können. Denn oft kommt die Hypersexualität mit affektiven Störungen, die Transmitter sind gestört und durch die Einnahme von Antidepressiva, verringert sich auch der Sexualtrieb, sowie die sexuellen Gedanken des Betroffenen.

Der Nachteil hierbei ist, dass es grundsätzlich keine langfristige Lösung darstellt, sondern der Betroffene seinen sexuellen Trieb nur während der Einnahme durch Antidepressiva mindern kann.

Durch die Teilnahme an Selbsthilfegruppen, haben die Betroffenen einer Sexsucht die Möglichkeit sich gegenseitig auszutauschen, um über mögliche

---

[30] vgl. https://www.netdoktor.de/krankheiten/sexsucht/ (21.08.2020)
[31] Psychologieunterricht 2019 bei Herrn Kreuter

Probleme reden zu können. Da sowohl sexsüchtige Frauen, als auch sexsüchtige Männer sich austauschen, können die Probleme des anderen Geschlechts dargestellt werden. Dadurch finden diese häufig Anschluss und verhindern den Prozess einer Vereinsamung, welcher bei sexsüchtigen Personen häufig vorkommt, obwohl diese oft in sexuellen Kontakt mit Menschen sind.[32]

Wegen der Heterogenität und Komplexität des Verhaltens empfehlen erfahrene Kliniker einen Behandlungsansatz, der kognitiven Verhaltenstherapie, Rückfallvermeidungstherapie und gegebenenfalls pharmakotherapeutische Bestandteilen umfasst. In der ersten Therapiephase geht es um die Symptomkontrolle. Neben einer differenzierten Diagnostik spielen hier die erweiterte Sexualanamnese und die psychiatrische Anamnese sowie Zielformulierung und Stimuluskontrolle eine zentrale Rolle.

Die zweite Therapiephase, die Rückfallsvermeidung, setzt sich aus Skillstraining, Stress- und Ärgermanagment sowie dem Training von sozialen Kompetenzen und der Auseinandersetzung mit Rückfällen zusammen.

Abschließend wird in der dritten Phase über die Arbeit an Beziehungen und mit interpersonalen Diskriminationsübungen an der Affektregulation gearbeitet. Unterstützend können Selbsthilfegruppen genutzt werden, wenn die Basis erarbeitet ist.

5. Fallbeispiel: Sexsucht

Während der Seminararbeit war ein Kontakt zur einer Sexualtherapeutin aufgebaut worden, diese erzählte mir von einem Fall und erlaubte dieses Fallbeispiel für diese Arbeit zu verwenden. Annika Feldmann ist ein Akronym und ist nicht ihr richtiger Name.

Annika Feldmann ist 32 Jahre alt, aus XX und hat zwei Kinder mit einem Mann, mit dem sie nicht mehr in Kontakt ist.

Als Annika 13 Jahre alt war, wurde sie auf dem Nachhauseweg von ihrer Schule von einem fremden Mann in ein Wald gedrängt, wo sie über mehrere Stunden misshandelt und vergewaltigt wurde. Ihr wurden sowohl Augen, als auch die

---

[32] vgl. https://www.lifeline.de/sexualitaet/sexsucht/sexsucht-therapie-id124293.html (21.08.2020)

Arme und Füße verbunden. Der Täter entkam unerkannt und Annika verblieb die ganze Nacht in einem abgelegenen Waldstück. Am Morgen des XX. XX im Jahr XXXX wurde sie von einem Jogger gefunden, welcher sofort die Polizei alarmierte. Komplett unterkühlt mit mehreren Verletzungen am Oberkörper - und Beinbereich wurde sie ins Krankenhaus eingeliefert. Zu dem Zeitpunkt der Vergewaltigung war es ihr erster sexueller Kontakt mit einer anderen Person.

Annika fiel es seitdem sehr schwer „Sex" zu definieren. Ihre Wahrnehmung zu sexuellen Tätigkeiten entsprach oft nicht der des Durchschnitts der Gesellschaft. Stattdessen gefiel ihr bereits im jungen Alter mehr der harte und aggressive Sex als die meisten Jugendlichen in ihrem Alter. Gefühlvoller und romantischer Sex, welcher auch als „Blümchensex" bezeichnet wird, empfand sie schnell als sehr langweilig. Oft fehlte ihr der sexuelle „Kick", weshalb neue Mittel und Methoden, wie zum Beispiel Würgen oder auch Schläge, beim Sex angewendet werden mussten.

Im Alter von 18 Jahren entwickelte sich bei Annika eine starke Sexsucht. Zu dem Zeitpunkt war sie mit XX XX zusammen, welcher ihr damaliger Freund war. Anfangs hat XX kaum was von der Sexsucht mitbekommen, doch im Laufe der Beziehung stieg der Geschlechtsverkehr auf drei bis viermal am Tag. XX versuchte mit Annika zu reden, da er bereits erste Suchtanzeichen erkannte, sie blockte allerdings ab. Parallel zu dem täglichen Geschlechtsverkehr fing Annika an regelmäßig Pornos im Internet zu konsumieren, welche ebenfalls schnell zur Sucht wurden. Sogar während der Schulzeit schaute sie auf Toilette Pornos, um sich sexuell zu befriedigen.

Schnell wurde für Annika der regelmäßige Geschlechtsverkehr mit XX und der tägliche Pornokonsum langweilig, weshalb sie auf Datingapps, wie Tinder aktiv war. Dort hat sie viele sexuelle Treffen mit anderen Jungs ausgemacht, um sexuell befriedigt zu werden. Jonas erwischte dabei Annika im eigenen Schlafzimmer mit einem anderen Jungen beim Geschlechtsverkehr, weshalb er die Beziehung beendete. Annika traf sich weiterhin mit vielen Jungs, um sexuelle Tätigkeiten auszuüben, allerdings dauerte es ihr häufig zu lange bis die Jungs bereit waren Geschlechtsverkehr durchzuführen.

Nach einem langen Schultag musste sie in einer Bar arbeiten, um nebenbei etwas Geld zu verdienen. Die Bar war 20 Kilometer von ihren Wohnhaus entfernt, wo sie von 18 bis 21 Uhr arbeitete. Auf dem Rückweg nach Hause fuhr sie mit ihrem Auto über eine Landstraße, wo sie zufälligerweise einen männlichen Prostituierten am Fahrbahnrand sah. Ohne viel nachzudenken hielt sie an und nahm ihn mit, wo sie nach etwa fünf Kilometern anhielten und Geschlechtsverkehr hatten. Sex mit Prostituierten entwickelte sich mit der Zeit zur Gewohnheit. Mit der starken Sexsucht kamen einige Probleme, wie zum Beispiel familiäre oder auch finanzielle Probleme. Nicht nur ihr Familienmitglieder, wie ihre Mutter und ihr Vater, wendeten sich mit der Zeit von ihr ab, sondern auch finanzielle Probleme, wie Schulden entstanden. Sie konnte kaum noch ihre Miete bezahlen und musste Möbel und ihr Auto verkaufen.

Annika verlor die Kontrolle über ihr Leben und sah nur noch therapeutische Maßnahmen als einzigen Ausweg, um die Sexsucht zu beseitigen. Sie entschied sich eine Gruppe von sexsüchtigen Gleichaltrigen aufzusuchen, wo diese ihre Probleme offenbaren können. Die Gruppe bestand aus acht Personen, fünf Mädchen und drei Jungs. Annika erzählte den anderen Personen hemmungslos ihre Geschichten, weshalb ihr eine große Last vom Herzen gefallen ist. Gegenseitig konnten die Personen sich unterstützt und Ratschläge geben. Nach zwei Monaten entschied sie sich die Gruppe zu verlassen und neu anzufangen, allerdings scheiterte sie. Annika ist ziemlich schnell rückfällig geworden und entschied sich daraufhin einen Psychotherapeuten aufzusuchen, welchen sie zu Beginn drei Mal pro Woche besucht hatte. Der Psychotherapeut hat das Leben von Annika komplett neu rekonstruiert, weshalb sie plötzlich anfing mehr Lebensfreude zu entwickeln, mehr Sport zu treiben und mehr Zeit mit ihrer Familie zu verbringen.

Heutzutage ist Annika Feldmann XX Jahre alt und auf der Suche nach einem Partner, ist allerdings sehr wählerisch, da sie nicht mehr in die Sexsucht fallen möchte. Sie hat ihre Sexsucht weitgehend bekämpft, ist allerdings mehrfach rückfällig geworden. Ihr Psychotherapeut, welche sie bereits seit ihrem 18. Lebensjahr besucht, hat sie mehrfach aus dem Rückfall geholfen.[33]

---

[33] Sextherapeutin

6. Interview

Am 15. September 2020 habe ich ein Interview mit einen Sexsuchterkrankten geführt. Wir haben uns in einem Café in XX getroffen. Der Termin war für 2 Wochen vereinbart durch einen gemeinsamen Kontakt. Während meiner Erarbeitung der Seminararbeit bin ich in Kontakt mit einer Psychologin, die sich auf das Thema Sexsucht konzentriert. Diese Dame hat einen Patienten ausfindig gemacht, der bereit war für ein kurzes Interview. Die Person möchte nicht genannt werden, deswegen werde ich sie mit den Akronymen M.W. abkürzen. Am Anfang war eine angespannte Stimmung, ich war etwas nervös, M. W. übernahm schnell die Sprache. Meine davor ausgewählte Fragen wurden gestellt und nebenbei habe ich es aufgenommen mit einem Diktiergerät. Das Interview wurde Wort für Wort übernommen.

Ich: Wie hat sich die Sexsucht gebildet? Welche Ursachen hat die Sexsucht?
M.W.: Wirklich weiß ich nicht ganz was die Sexsucht ausgelöst hat, Ärzte haben leider auch keine Ahnung.
Ich: Wie hat es denn angefangen? Mit welchem Alter?
M.W.: Im Alter von 12 Jahren habe ich über Sex gelernt von Katalogen und Filmchen von Freunden. Ich habe zum ersten Mal mich selbstbefriedigt und Gefallen entwickelt an dem Gefühl der Höhe. Es hat angefangen mit einmal in der Woche, später im Teenageralter wurde es dann schlimmer. Von einmal in der Woche wurde es mehrere Male am Tag. Ich hatte nun auch meine erste Freundin mit 14 Jahren und habe erfahren, was es bedeutet Sex zu haben. Das erste Mal war ein anderes Gefühl, als die Selbstbefriedigung. Nach dem ersten Mal war ich nicht zufrieden mit der Selbstbefriedigung und forderte meine Freundin nach mehr. Sie machte mit, wo ich mich noch zügeln konnte. Nach 3 Jahren hat sie mit mir Schluss gemacht, denn sie wollte nicht ständig Sex haben und wollte nicht die neuen Sachen ausprobieren, die ich testen wollte.
Ich: Was waren das für neue Ideen, die sie hatten? Hat sich was geändert mit dem 18. Lebensjahr? Hatten Sie nun auch Sex mit einer Person an die sie nicht gebunden waren?

M.W.: Naja ich wollte keinen einfältigen typischen Sex. Ich wollte immer mehr neues probieren, habe dann auch in Diskotheken Frauen gefunden für eine Nacht.

Ich habe meine Ausbildung nur kaum geschafft, denn ich war besessen davon befriedigt zu sein. Das war der Anfang, mit 22 hatte ich etliche Freundinnen gehabt und sie haben immer neue Sachen probiert.

Ich: Wie war es nach ihrem Berufseinstieg? Wie war ihr tägliches Leben?

M.W.: Ich stieg schnell an die Spitze, hatte mein eigenes Business und verdiente reichlich aber der Zwang nach Sex ließ nicht nach. Ich war nicht zufrieden mit der Frau an meiner Seite und habe angefangen Prostituierte zu bezahlen für Sex. Anfangs nur Abend oder nach der Arbeit, aber so erfolgreicher ich wurde so mehr Zeit hatte ich. Ich konnte nicht aufhören über wilden Sex nachzudenken. Ich holte mir immer öfters Frauen, oft auch mehrere für mehrere Stunden.

Ich: Sie haben gesagt, sie hatten eine Freundin/Frau, war sie damit einverstanden? Hatte sie die Beziehung beendet?

M.W.: Sie hatte die Beziehung beendet nachdem sie rausgefunden hat, dass ich sie mit einigen ihrer Freundinnen betrogen habe.

Ich: Achso. War das einer ihrer schlimmsten Momente ihrer Sucht oder welcher war es? Was haben ihre Familie und Freunde dazu gesagt?

M.W.: Natürlich haben es viele bemerkt, Freunde haben sich entweder abgewendet oder waren verwundert und haben sich Sorgen gemacht. Zu meinen Eltern hatte ich immer eine schlechte Beziehung, außerdem sind sie früh verstorben und deswegen hatte ich niemanden. Mein schlimmster Moment war wo meine Sucht wirklich über mich bestimmte. Ich hatte keine Freizeit von ihr, sie machte mich auf. Ich bin nicht mehr arbeiten gegangen und habe meine ganzen Ersparnissen ausgegeben. Ich nahm Kredite auf und verschuldete mich bei den falschen Leuten. Nach einer Weile musste ich das Geld zurückzahlen, hatte aber keine 60.000 Euro auf der Hand. Sie kamen zu mir nach Hause, verwüsteten mein Hab und Gut und schlugen mich krankenhausreif. 3 Rippen waren gebrochen, mein rechter Unterschenkel, mein linker Oberschenkel und das schlimmste war das meine Wirbelsäule angebrochen war. Ich lag für mehrere Monate im Krankenhaus.

Ich: War das der Wendepunkt? Haben Sie danach Hilfe gesucht?

M.W.: Im Krankenhaus kamen Fragen hoch und sie haben mich dann zur einer Therapeutin, die sich auf solche Fälle spezialisieren, durch spezifische Verfahren wurde es besser.

Ich: Wie lief die Therapie ab?

M.W.: Das Verfahren ist so abgelaufen, dass die Therapeuten versucht hat zu analysieren, woher es kam. Sie vermutete, dass es durch die mangelnde Liebe als Kind passiert ist. Mir sollte Zuneigung und Liebe gefehlt haben. Meine Kindheit war recht dunkel und ich rede nicht gern darüber. Sie versuchte diese Gedanken zu vernichten, dass ich nicht geliebt werde und ich das Gefühl verdiene. Am Anfang habe ich noch Antidepressiva bekommen, diese sollte meine Hormone im Griff behalten

Ich: Hat es denn geklappt? Sind sie sozusagen „geheilt" von der Sexsucht? Können Sie wieder Sex haben oder müssen Sie abstinent bleiben?

M.W: Geheilt kann man nie wirklich sein. Ich denke an manchen Momenten, wo ich einsam bin, denke ich immer noch sehr an meine früheren Zeiten. Ich bin jetzt in einer festen Beziehung und bin seit 5 Jahren verheiratet, haben auch einen gemeinsamen Hund namens Max und sind sehr glücklich. Wir haben uns in der Gruppentherapie kennengelernt, also weiß sie meine Vorgeschichte

Ich: Das freut mich zuhören. Ich danke Ihnen, für das Interview.

Nachdem Gespräch haben wir uns voneinander verabschiedet. M.W. ist eine sehr sympathische Person und lebt ein glückliches Leben.

7. Vergleich Beispiel und Interview

In den davorliegenden Kapiteln erfährt man von zwei möglichen Abläufe. Jeder Fall ist unterschiedlich, wie zusehen ist. Trotzdem sind Ähnlichkeiten vorzuweisen. M.W. und Annika Feldmann sind beide von der Sexsucht befallen, entstanden ist sie bei Annika Feldmann durch eine Vergewaltigung und bei M.W. durch eine Mangel an Liebe in der Kindheit. Beide nutzen Sex als Ausgleich um frühere Ereignisse zu kompensieren.

Die Beiden haben im Nachhinein dieselbe Probleme. Beide haben viele Freunde verloren und Annika auch Familie. Sie haben sich verschuldet, weil sie ihre

Ersparnisse für Prostituierte nutzten. Beide entkamen der Sucht auch nach Rückfällen und sind nun glücklich und in einem normalen Leben integriert.

8. Fazit

Sexsucht, welches laut der ICD - 10 eine anerkannte Krankheit ist, kann sowohl für den Partner als auch für den Betroffenen Alltagsverändernd werden. Betroffene einer Hypersexualität können oftmals ihre Sexualität nicht kontrollieren und einschätzen. Nimmt der sexuelle Trieb einen zu großen Ausmaß im Leben ein, wodurch sich die Prioritäten verschieben, kann es zu einigen Problemen führen. Hierzu gehören beispielsweise finanzielle Verschuldungen, welche durch die übermäßige sexuelle Ausübung mit Prostituierten führen kann. Da diese ohne Probleme möglich ist, kann dies sich schnell zu einer Gewohnheit entwickeln. Zudem geben Betroffene häufig vor, dass sie wichtige Erledigungen im Internet machen müssen, stattdessen allerdings einem großen Pornokonsum ausgesetzt sind. Der Pornokonsum ist in kürzester Zeit mit geringem Aufwand möglich, wodurch eine Sucht schnell entstehen kann. Schnell sind diese in sexuellen Phantasien gefangen, weshalb One-Night-Stands keine Seltenheit sind. Der Anspruch an sexueller Befriedigung erreicht ein überdurchschnittliches großes Ausmaß, wodurch oftmals der sexuelle „Kick" fehlt und kaum gesteigert werden kann.

Obwohl die Sexsucht viele negative Auswirkungen auf die Betroffenen und deren Mitmenschen haben kann, kann diese mithilfe von therapeutischen Maßnahmen entgegengewirkt werden. Hierzu zählen beispielsweise Medikamente, wie Antidepressiva, oder auch die Teilnahme an Selbsthilfegruppen, wo Betroffene sich vor gleichgesinnten öffnen können und über ihre Probleme sprechen können.

Alles in einem ist Sexsucht ein nicht zu unterschätzende Krankheit, welche man in der Gesellschaft ernst nehmen sollte. Die verheerenden Folgen einer Hypersexualität können das Leben von betroffenen Personen in vielen Hinsichten verändern. Dennoch ist Sexsucht eine heilende Krankheit, welche mittels therapeutischen Maßnahmen schnellstmöglich in Anspruch genommen werden sollten.

9. Quellen - und Literaturverzeichnis

Internetquellen:

https://www.zanzu.be (10.08.2020) Sensoa: Was ist Sex? 01.01.2015.
https://www.zanzu.be/de/was-ist-sex

https://www.zanzu.be (10.08.2020) Sensoa: Sexualität 01.01.2015.
https://www.zanzu.de/de/sexualitaet/sex/arten-von-sex/

https://www.apotheken.de (12.08.2020) Goecker, David; Schäffler, Arne:
Sexuelle Orientierung. 02.09.2020
https://www.apotheken.de/krankheiten/hintergrundwissen/5609-sexuelle-orientierung

https://www.psyberlin.com(13.08.2020) Arnhold, J.: Definition und Beschreibung
der Symptomatik 20.08.2017
https://www.psyberlin.com/infobereich/verhaltenss%C3%BCchte/#:~:text=Defini
ert%20werden%20sie%20als%20wiederholte,pathologisches%20Spielen%2C
%20Einkaufen%20oder%20Arbeiten.

https://www.ichthys-mahlow.de (10.07.2020) Schmittel, Jan: Was ist Sucht?
15.06.2018 https://www.ichthys-mahlow.de/Aktuelles/Themen/Was-ist-Sucht

https://www.netdoktor.de (14.08.2020) Flechner, Carola: Sexsucht, 20.02.2020
https://www.netdoktor.de/krankheiten/sexsucht/

https://www.n-tv.de (15.09.2020) Garms, Anja: Sexsucht ist viel häufiger als
gedacht, 09.11.2018 https://www.n-tv.de/wissen/Sexsucht-ist-viel-haeufiger-als-
gedacht-article20713243.html

https://www.medical-tribune.de (20.09.2020) Weiß, Maria: Sexsucht, 10.09.2019 https://www.medical-tribune.de/medizin-und-forschung/krankheitsbild/psychiatrie/sexsucht/

https://gesundheitswissen.de (21.07.2020), FID Verlag GmbH: Sexsucht: Das sind die Ursachen von Hypersexualität, 18.02.2018, https://www.gesundheitswissen.de/liebe-und-partnerschaft/lust-und-leidenschaft/sexsucht-das-sind-die-ursachen-von-hypersexualitaet/

https://www.wunderweib.de (21.07.2020), Dupuis, Isabelle: Sexsucht: Das sind die wichtigsten Symptome, 22.08.2019 https://www.wunderweib.de/sexsucht-das-sind-die-wichtigsten-anzeichen-2053.html

http://www.vivid.at (21.07.2020), Kahr, Claudia: Sexsucht, 10.2017 http://www.vivid.at/uploads/Verhaltenssüchte/Sexsucht.pdf

https://www.lifeline.de (21.07.2020), Lutter, Annika: Sexsucht: Wenn Lust zur Droge wird, 26.8.2019, https://www.lifeline.de/sexualitaet/sexsucht/#:~:text=Sexsucht%3A%20Verlauf,-Am%20Beginn%20der&text=Eine%20Sexsucht%20kann%20mit%20zwanghaft er,Dienstleistungen%20wie%20Telefon%2D%20und%20Cybersex. (zuletzt abgerufen 22.08.2020)

https://krank.de (24.08.2020), Abbas, Hamdam: Sexsucht- Wenn die Lust zur Qual wird, 03.06.2019 https://krank.de/krankheiten/sexsucht/#komplikationen-folgen

https://medlexi.de (13.07.2020), Dr. med. Nonnenmacher: Computerspielsucht, 24.08.2020, https://medlexi.de/Computerspielsucht

https://lexikon.stangl.eu (02.09.2020), Stangl,W: *dysfunktionale Kognition,* *10.04.2020,* https://lexikon.stangl.eu/17219/dysfunktionale-kognition/

Literaturquellen:

Hartmann, Uwe: Diagnostik und Therapie der „Sexsucht", Hannover: Springerverlag, 2016

S. Herpertz, F. Caspar, K. Lieb: Psychotherapie Funktions- und störungsorientiertes Vorgehen, Elsevier: Urban & Fischer, 2017

Gerrig, Richard: Psychologie.21. Auflage, Heidelberg: Springer, 2018

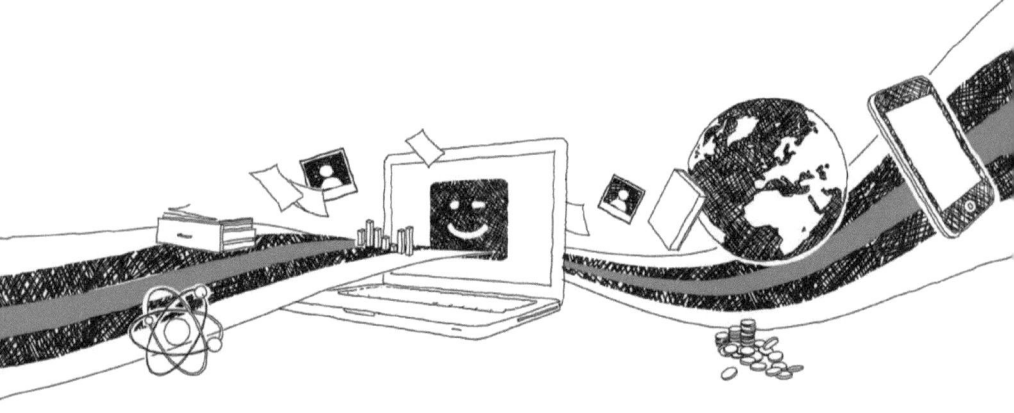
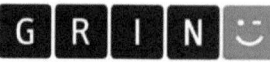